PUBLICATIONS DU JOURNAL DES SCIENCES MÉDICALES DE LILLE.

LA SYPHILIS

SOUS LE MICROSCOPE,

PAR

LE DOCTEUR D. DOMEC.

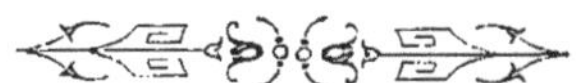

PARIS,
LIBRAIRIE J.-B. BAILLIERE ET FILS,
19, RUE HAUTEFEUILLE, 19
(près le boulevard Saint-Germain).
1879.

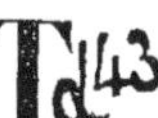

PUBLICATIONS DU JOURNAL DES SCIENCES MÉDICALES DE LILLE.

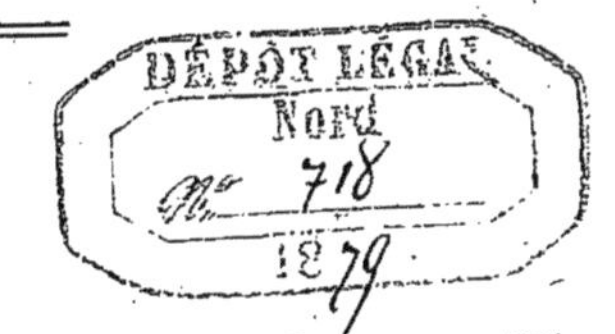

LA SYPHILIS

SOUS LE MICROSCOPE,

PAR

LE DOCTEUR D. DOMEC.

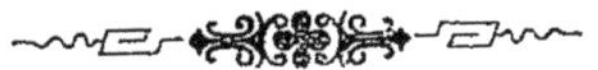

PARIS,
LIBRAIRIE J.-B. BAILLIERE ET FILS,
19, RUE HAUTEFEUILLE, 19
(près le boulevard Saint-Germain).
1879.

LA SYPHILIS

SOUS LE MICROSCOPE.

L'histologie pathologique de la syphilis est de date récente et le nombre des travaux qu'elle a suscités n'est pas encore bien considérable. Son origine remonte à peine à une trentaine d'années : elle a été inaugurée en France par Lebert, en Allemagne par Virchow. Parmi les auteurs français qui ont appliqué le microscope à l'étude de la syphilis, on doit une mention spéciale à Robin, qui s'est particulièrement occupé de l'histologie des tumeurs gommeuses, à Follin, Broca, Verneuil et Ranvier, qui, dans diverses publications ou dans des discussions soulevées au sein de la *Société anatomique* ou de la *Société de biologie*, ont attiré l'attention sur la composition histologique des lésions produites par la syphilis.

La question de l'histologie des productions syphilitiques n'est pas traitée dans nos ouvrages, même les plus récents, de pathologie ; par exemple, dans le traité de Follin et Duplay, où la syphilis est pourtant longuement exposée, on trouve à peine quelques lignes sur la structure des gommes.

Dans ces dernières années, la littérature médicale a fait, sur cette question, d'importantes acquisitions, grâce aux travaux de Ranvier et de Cornil. Ce dernier surtout vient, par la récente publication de ses *Leçons sur la syphilis*, de consacrer toute l'importance qu'il convient d'attribuer à l'histologie pathologique de la syphilis. Cette importance a été également comprise par le docteur L. Jullien, car la structure des productions morbides observées aux diverses périodes de la syphilis fait, dans son *Traité pratique des maladies vénériennes*, l'objet d'une description assez complète.

Si à ces diverses publications on ajoute celles qui nous viennent d'outre-Rhin et dont les principales sont dues à Virchow, on a les éléments nécessaires pour se faire idée des services que le microscope a rendus à l'étude de la syphilis et peut-être aussi de ceux qu'il est appelé à lui rendre dans l'avenir. Ces éléments, nous avons essayé de les rapprocher, de les coordonner, de les interpréter.

Il y a un frappant contraste entre l'enthousiasme que nos premiers micrographes montrèrent pour l'étude d'autres lésions pathologiques et l'indifférence qui se manifesta à l'égard de l'histologie des lésions syphilitiques.

En 1826, dans le discours d'inauguration de la *Société anatomique*, Cruveilhier signala la question des productions accidentelles comme celle qui devait attirer le plus spécialement l'attention des jeunes gens groupés autour de lui. L'appel de l'éminent anatomo-pathologiste fut entendu et les études microscopiques ne tardèrent pas à devenir inséparables de l'anatomie pathologique.

Mais toutes les recherches, toutes les investigations furent tout d'abord concentrées sur les tumeurs dites cancéreuses ou tuberculeuses et, pendant plusieurs années, les productions d'origine syphilitique échappèrent encore aux discussions des Sociétés savantes.

Le contraste que nous venons de signaler s'explique, à notre avis, d'abord par le fait de la relative innocuité des lésions syphilitiques contre lesquelles on disposait d'une arme puissante, le traitement mercuriel, et ensuite par les aveux de Lebert à l'endroit des productions de nature syphilitique. Tandis qu'il déclarait avoir trouvé l'élément spécifique et caractéristique du cancer et du tubercule, il manifestait son regret de n'avoir pu découvrir l'élément syphilitique. « Nous n'avons jamais prétendu, dit-il dans son *Traité d'anatomie pathologique*, que les différences microscopiques seules constituaient une espèce de démarcation spécifique entre les divers produits morbides ; nous savons trop bien que des maladies spécifiques peuvent exister sans éléments anatomiques spéciaux, témoins la syphilis et la morve », et plus loin : « Personne ne niera l'essentialité de la syphilis et pourtant on n'a pu trouver, jusqu'à présent, aucun élément moléculaire propre et saisissable par nos sens ; en un mot, on n'a pas trouvé de matière syphilitique. Au microscope, le pus syphilitique ne présente aucun élément particulier. »

Cependant, à cette même époque, l'étude des manifestations syphilitiques provoquait d'innombrables travaux et les plus ardentes discussions. Les questions d'inoculation, de contagion, d'incubation, etc., étaient à l'ordre du jour : elles absorbaient exclusivement l'esprit des syphiliographes et le microscope ne paraissait à personne capable de contribuer aux solutions que l'on cherchait.

Le rôle du microscope fut également imperceptible et complètement effacé dans les nombreux travaux qui sortirent de l'hôpital Saint-Louis. Les manifestations cutanées de la vérole furent minutieusement décrites, mais on n'en signala que les caractères visibles à l'œil nu ou à la loupe.

Aujourd'hui l'histologie pathologique est faite pour la plupart des lésions que l'on observe aux diverses périodes de l'affection syphilitique, et c'est l'état actuel de nos connaissances sur cette question que nous allons tout d'abord exposer.

Une seconde partie de notre travail sera consacrée aux réflexions et aux considérations que cet exposé nous aura suggérées.

I.

EXPOSÉ DE NOS CONNAISSANCES ACTUELLES SUR L'HISTOLOGIE PATHOLOGIQUE DE LA SYPHILIS.

Dès notre premier pas, nous nous trouvons en présence d'une difficulté, celle de savoir dans quel ordre et suivant quelle méthode nous décrirons les diverses productions syphilitiques. La syphilis étudiée au point de vue histologique peut-elle s'accommoder de la classification généralement admise des accidents en accidents primitifs, secondaires et tertiaires? Nous croyons pouvoir répondre affirmativement ou plutôt nous avons la conviction qu'une classification des accidents syphilitiques, exclusivement faite au point de vue histologique, est actuellement impossible; car, ainsi qu'on le verra plus loin, les caractères révélés par l'observation microscopique dans les diverses lésions de la vérole ne sont pas assez tranchés et assez différents, suivant la période à laquelle on les examine. Virchow a cru pourtant pouvoir, au nom de l'anatomie pathologique, admettre la distinction, dans le cours de la syphilis, de deux séries de développement, de deux périodes. Dans la première, les productions se présenteraient comme simplement hyperplasiques, déterminant dans chaque tissu des produits homologues : dans un os du tissu osseux, dans un organe qui renferme du tissu connectif, du tissu connectif, dans un ganglion lymphatique des parties lymphathiques. Ces formes indiqueraient des états inflammatoires simples, légers, et elles ne répondraient, d'une façon exacte, à aucune époque déterminée, pouvant se présenter pendant l'une quelconque des trois périodes admises. La seconde période serait caractérisée par des formes plus graves, par les tumeurs gommeuses qui se rapprochent de l'hétéroplasie.

Dans la conviction où nous sommes qu'il est impossible de baser une classification des accidents de la vérole sur leurs caractères microscopiques, nous adopterons la classification qui a été inspirée par les caractères cliniques et nous décrirons successivement les accidents de la première, de la deuxième et de la troisième période.

A. — ACCIDENTS DE LA PREMIÈRE PÉRIODE : CHANCRE, BUBON.

Chancre syphilitique ou chancre induré. — La matière, virulente introduite dans l'épaisseur du derme muqueux ou cutané, y détermine une *irritation* sous l'influence de laquelle se développe un processus *inflammatoire*, dont les caractères microscopiques sont absolument identiques à ceux du processus inflammatoire simple. Les parois des vaisseaux capillaires de la partie irritée, plus ou moins modifiées dans leur structure et leur fonctionnement dès le début de l'inflammation se laissent traverser, soit par un liquide (*exsudat, lymphe plastique, blastème*), au sein duquel apparaissent des éléments cellulaires, soit par ces éléments cellulaires eux-mêmes.

Une fois formés dans le blastème ou extravasés des vaisseaux sanguins, les nouveaux éléments prolifèrent avec plus ou moins de rapidité et s'infiltrent entre les éléments constituants du derme : ils sont mêlés à de la matière colorante du sang et quelquefois à des globules rouges : l'infiltration gagne les parties superficielles de la peau, soulève l'épiderme et donne lieu à la papule initiale.

L'épiderme ainsi soulevé et comprimé perd sa couche cornée, dont les cellules se détachent, et, comme en raison de la lésion du derme sous-jacent et de la couche de Malpighi, ces cellules ne peuvent être remplacées, on voit les couches épidermiques aller en s'amincissant de la périphérie au centre, ce qui explique la dépression en godet. Les couches profondes de l'épiderme, infiltrées par les cellules néoplasiques, forment comme une pseudo-membrane recouvrant uniformément toute la surface du chancre, ou bien disposée par îlots. Cette fausse membrane est constituée par les éléments cellulaires néoplasiques, par des cellules épithéliales de différents aspects. Ce sont tantôt des lamelles cornées, minces, atrophiées, plissées avec leur noyau allongé et ratatiné, tantôt des cellules plus épaisses à prolongements irréguliers et à facettes, tantôt des cellules crénelées du corps muqueux unies les uns aux autres ou isolées, avec leurs noyaux ovoïdes. On trouve quelquefois aussi, dans ces éléments isolés, de grosses cellules épidermiques globuleuses, analogues à celles que l'on trouve dans les fausses membranes de l'angine diphthéritique.

Ces divers éléments sont logés dans les mailles d'un réticulum, dont la substance se comporte, au point de vue de l'action de l'acide acétique, de même que la fibrine. Cette substance a la plus grande analogie avec celle que l'on trouve dans les pseudo-membranes du pharynx et du larynx.

Parmi les modifications que subissent les cellules épidermiques profondes, il en est une curieuse, mais qui n'est pas spéciale au chancre syphilitique : on l'observe dans toutes les inflammations de la peau. Cette modification consiste en une petite cavité qui se creuse autour du noyau qui s'aplatit et s'atrophie, ou bien devient bourgeonnant et se multiplie. Lorsque plusieurs cellules, voisines les unes des autres, subissent cette même lésion, elles se présentent comme une série de cavités limitées par un bord plus ou moins mince, qui est le vestige de leur substance lamellaire solide. Tout porte à croire que ces cavités plus grandes résultent de l'ouverture, les unes dans les autres, de cellules creuses.

Les mailles du réticulum pseudo-membraneux contiennent, non-seulement les éléments cellulaires que nous venons de mentionner, mais encore un liquide que l'on voit suinter de la surface du chancre ; ce liquide, transparent et peu abondant, contient des éléments cellulaires analogues à ceux qui constituent l'infiltration néoplasique, des cellules épidermiques plus ou moins altérées, et des globules de pus. La présence de globules purulents parmi les éléments épidermiques a spécialement attiré l'attention, et diverses hypothèses ont été émises pour en fournir l'explication.

On a supposé que les globules de pus viennent par *diapédèse* des vaisseaux des papilles, cheminent entre les cellules du corps muqueux de Malpighi, et viennent se réunir en petits groupes, en petites collections, dans l'une ou l'autre des couches épidermiques. Les parois des cavités contenant du pus seraient formées simplement de cellules épidermiques refoulées et aplaties par compression.

On s'est aussi demandé si les globules purulents ne proviendraient pas des petits épanchements sanguins qui s'observent entre les papilles et le corps muqueux.

Enfin on a admis que les cellules de pus se forment dans les cellules épidermiques creuses, par la division du noyau préexistant et par une génération endogène.

L'infiltration néoplasique du derme ne peut se produire et persister, sans entraîner diverses modifications des divers organes contenus dans son épaisseur, des follicules pileux, des glandes sébacées, des glandes sudoripares, etc. Les modifications subies par les vaisseaux et les nerfs ont été l'objet d'études spéciales ; les artérioles du tissu dermique montrent un épaississement de leurs tuniques deux ou trois fois plus considérable qu'à l'état normal, la tunique interne est légèrement épaissie et la lumière vasculaire est remplie de cellules lymphatiques, de cellules endothéliales et de fibrine. La tunique musculeuse n'est pas hypertrophiée. Le principal épaississement s'observe dans la tunique externe, dont les éléments sont infiltrés par les cellules néoplasiques. Les veines offrent une modification analogue.

Si l'on veut bien tenir compte de cet épaississement scléreux inflammatoire des tuniques des vaisseaux artériels et veineux, et en même temps de la conservation généralement complète de la la charpente solide du derme, de l'état normal de la plupart des faisceaux du tissu conjonctif et du tissu élastique, on aura l'explication du caractère clinique essentiel du chancre, de l'induration. Ce n'est pas tout : la disposition des vaisseaux dermiques, permet encore de comprendre les diverses variétés de l'induration ; ces vaisseaux forment deux réseaux, l'un superficiel au-dessous des papilles, l'autre profond composé de vaisseaux plus volumineux à la base du derme. Lorsque la sclérose a atteint seulement le réseau vasculaire superficiel, on a affaire à une induration superficielle, si la sclérose a envahi en même temps les vaisseaux superficiels et le réseau vasculaire profond, les branches intermédiaires étant également prises, on a un noyau dur, d'une épaisseur plus considérable. Dans le premier cas, l'induration est foliacée ou parcheminée, dans le second elle est ligneuse et donne la sensation du cartilage.

Les faisceaux nerveux qui passent dans le tissu induré du chancre sont, eux aussi, entourés par les éléments cellulaires néoplasiques, qui pénètrent, en la dissociant, la gaîne médullaire de ces faisceaux; il se produit une véritable névrite le plus souvent sans douleur.

Que sont ces éléments cellulaires néoplasiques, qui s'infiltrent ainsi dans l'épaisseur de la peau et y produisent de telles modifications ? Ces éléments ne sont autre chose que des cellules lymphatiques de diverses dimensions; ce sont tantôt des cellules complètes, tantôt des noyaux isolés ou des granulations de protoplasma, ce sont, en un mot, les éléments que l'on trouve dans tout tissu devenu le siége d'une inflammation.

Que deviennent les éléments néoplasiques aussi infiltrés dans l'épaisseur du derme? Pendant la période d'état du chancre, ils s'éliminent successivement à la surface ulcérée et sont remplacés par d'autres de plus récente formation; mais vient un moment où l'agent irritatif est épuisé, alors les éléments restés emprisonnés dans l'épaisseur du derme disparaissent par atrophie et par dégénérescence graisseuse, le chorion débarrassé du parasite qui l'étouffait reprend sa forme et son volume normal, ce qui est facile, puisque toutes les parties constituantes sont conservées; la formation des couches épidermiques résulte du retour du derme à l'état normal et la réparation du chancre se fait ainsi, sans qu'il reste aucune trace de son existence.

Si maintenant on rapproche le processus inflammatoire du chancre syphilitique, du processus qui caractérise le chancre simple ou chancre mou, on constate des différences assez sensibles. Le point de départ est toujours le même. Dans le chancre mou comme dans le chancre induré, c'est toujours la matière virulente qui, pénétrant dans l'épaisseur du derme, détermine la formation d'éléments embryonnaires qui se multiplient et s'infiltrent entre les éléments dermiques. Seulement dans le chancre mou, la marche du processus est plus aiguë et la prolifération plus rapide. Il en résulte que les éléments du derme sont plus violemment comprimés et tiraillés, les faisceaux du tissu conjonctif se dissocient et donnent lieu à un détritus purulent qui ne tarde pas à soulever le derme, produisant ainsi une pustule à la surface du segment cutané ou muqueux ; à une période plus avancée, les papilles sont totalement remplacées par de jeunes cellules serrées les unes contre les autres. L'épiderme corné et le corps muqueux s'arrêtent brusquement sur les bords de l'ulcération; l'infiltration néoplasique se poursuit vers la périphérie sous les papilles encore intactes du bord, beaucoup en dehors des limites de l'ulcération. Les vaisseaux sont dilatés et épaissis, mais ici ce n'est plus un épaississement scléreux, la tunique externe est infiltrée par les cellules néoplasiques et ses éléments se dissocient sous l'influence de cette infiltration ; on le voit, il s'agit ici d'une véritable destruction du tissu normal du derme. Cette différence dans le processus inflammatoire explique les différences de l'aspect et du mode de réparation qui distinguent le chancre syphilitique et le chancre simple.

Adénopathie primitive.— Bubon. — En même temps que la néoplasie sous-chancreuse parcourt ses diverses phases, une néoplasie absolument semblable se produit dans l'épaisseur des ganglions qui reçoivent les vaisseaux lymphatiques de la région occupée par le chancre. Ici encore c'est une infiltration néoplasique dans les mailles du tissu ganglionnaire ; les faisceaux du tissu conjonctif sont légèrement épaissis, mais ils ne subissent aucune altération dans leur structure, il en est de même de l'enveloppe fibreuse. Aussi lorsque l'influx irritatif cesse d'être transmis par les vaisseaux lymphatiques du point chancreux ; le ganglion se débarrasse peu à peu des éléments néoplasiques et revient à l'état normal. Dans bon nombre de cas on observe la même infiltration dans le trajet des vaisseaux lymphatiques eux-mêmes qui servent d'agents de transmission.

B. — ACCIDENTS DE LA DEUXIÈME PÉRIODE : SYPHILIDES, ADÉNOPATHIES SECONDAIRES.

Syphilides. — Si diverses qu'elles puissent paraître, qu'elles affectent la forme érythémateuse, papuleuse, vésiculeuse, pustuleuse, bulleuse, les syphilides cutanées et muqueuses n'offrent entre elles aucune différence notable en ce qui concerne leur structure. Dans toutes, il y a infiltration du derme et de la couche muqueuse de l'épiderme par de petites cellules, semblables aux éléments embryonnaires que l'on rencontre dans les bourgeons charnus, ces cellules s'entassent à la périphérie des vaisseaux, entre les trabécules du chorion ; les cellules épidermiques subissent la même transformation cavitaire que dans le chancre. Les vaisseaux papillaires sont gorgés de sang et l'injection disparaît, en partie, par la pression. Si la coloration rouge de l'injection ne cède pas complètement à la pression, c'est qu'il y a des globules rouges sortis des vaisseaux en même temps que des globules blancs. La matière colorante imprègne le tissu des papilles et donne aux syphilides une couleur cuivrée ou jaune ; plus tard, cette matière colorante est reprise, sous forme de pigment par les cellules de la couche muqueuse de Malpighi qui l'entraînent à la surface de la peau et l'éliminent. Les cellules néoplasiques sont incapables d'organisation ; au bout d'un temps variable, l'*infiltrat* subit une dégénérescence graisseuse et rentre dans l'organisme par résorption ou bien aboutit à la fonte purulente. C'est toujours du centre à la périphérie que se fait l'infiltration, les bords de la lésion sont donc plus jeunes que le centre ; c'est aussi par le centre que commence la régression. Si la matière infiltrée est limitée et consistante, on aura une papule, si elle est liquide, elle formera une vésicule ; si elle est purulente, on aura une pustule ; si la sécrétion épidermique se fait à la surface en plus grande abondance, on aura la forme squameuse ; si l'épiderme est transformé de manière à constituer une croûte constituée par un mélange de cellules épidermiques et lymphatiques, on aura la forme ecthymateuse. Dans les syphilides cutanées de forme papuleuse, dans les larges papules, on constate parfois des épanchements sanguins qui rendent compte de la couleur spéciale, cuivrée, de ces éruptions, aussi bien que des teintes variées et successives qu'elles revêtent lorsqu'elles guérissent, et qui sont absolument les teintes de l'ecchymose et de l'infiltration de la peau par le pigment sanguin. Ces infiltrations sanguines indiquent une déglobulisation du sang qui passe plus facilement à travers les parois vasculaires.

Dans certains cas, il se produit à la surface des syphilides des pseudo-membranes comme dans la diphthérie : mais elles en différeraient, au point de vue histologique, par l'absence des parasites spéciaux de la diphtérie vraie, les *boules de Boldérew :* on y trouve des cellules qui se détachent facilement par la dilacération et qui sont des globules de pus et des cellules épidermiques. Celles-ci se présentent avec un noyau atrophié, allongé, grenu ou avec une petite cavité remplie de granulations fixes à la place du noyau : la substance fondamentale de la cellule est tantôt mince, fibrillaire ou finement grenue, tantôt cornée, épaisse, à facettes multiples et à nombreux prolongements. Ce sont, en un mot, les mêmes altérations que dans les fausses membranes du chancre syphilitique.

L'examen histologique des plaques muqueuses, dites hypertrophiques, montre les mêmes lésions que celles de la papule muqueuse simple, mais poussées à un plus haut degré. Si les papilles s'allongent et s'isolent par groupes en bourgeons séparés, elles constitueront des végétations, des papillomes ou choux-fleurs syphilitiques.

Adénopathie secondaire. — Les caractères microscopiques ne diffèrent pas notablement de ceux que nous avons signalés dans l'adénopathie primitive. Le processus peut être partagé en trois stades.

Dans le premier, il y a afflux plus considérable de sang et infiltration néoplasique du tissu, ce qui détermine l'hypertrophie ; dans le deuxième, les éléments prolifèrent davantage, se serrent les uns contre les autres, rétrécissent les canaux qui les séparent et présentent ainsi une hyperplasie où les cellules abondent. Dans le troisième stade, une partie des nouveaux éléments meurt, la plupart subissent une métamorphose graisseuse incomplète. Il en résulte un détritus qui persiste, au milieu des autres éléments encore intacts, et il se produit des infarctus caséeux comme dans les tumeurs gommeuses ; le stroma constitué par le tissu connectif de la glande, ne subit que de légères altérations, à peine note-t-on un faible degré de sclérose et d'épaississement.

C. — ACCIDENTS DE LA TROISIÈME PÉRIODE : INFILTRATIONS ET TUMEURS GOMMEUSES, SCLÉROSE.

Dans l'étude des lésions syphilitiques de la première et de la deuxième période, nous n'avons pas eu, en nous plaçant exclusivement au point de vue histologique, à nous préoccuper de la question du siége. Car, dans ces deux périodes, les lésions, du moins les lésions matérielles accessibles au microscope, occupent des tissus à structure analogue, la peau et les muqueuses. Il n'en est pas de même pour les lésions de la troisième période. Comme elles sont disséminées dans tous les organes, dans tous les tissus, nous aurons à apprécier l'influence que le tissu-mère exerce sur leur structure. Aussi, après avoir donné une description générale des processus morbides de la troisième période, nous poursuivrons les processus dans les diverses parties du corps qui en sont le siége habituel.

Ces processus sont au nombre de deux: on les trouve parfois isolés, mais il n'est pas rare de les voir se réunir sur le même organe, se combiner et se confondre. Nous les distinguerons en processus *gommeux* et en processus *scléreux*.

1° Le processus gommeux se présente sous deux formes : tantôt la matière gommeuse est infiltrée entre les éléments normaux des tissus et, dans ce cas, on peut appliquer au processus le nom d'*infiltration gommeuse :* tantôt la matière gommeuse s'accumule de façon à constituer des masses plus au moins volumineuses, on a alors des tumeurs gommeuses ou *gommes syphilitiques.*

Voyons donc en quoi consiste le processus gommeux, étudié en lui-même et abstraction faite du siége.

Le processus gommeux s'infiltre dans l'épaisseur des tissus

la prolifération est tellement active que les petits éléments néoplasiques étouffent les éléments propres des tissus et gênent la circulation. Les vaisseaux capillaires et les veinules présentent dans leur intérieur une accumulation de cellules rondes et de cellules endothéliales gonflées et détachées : on y trouve aussi des coagulations fibrillaires de fibrine qui englobent les éléments précédents, et les petits vaisseaux ne tardent pas à s'altérer. Leurs parois laissent passer les globules, leurs cellules endothéliales se gonflent, la circulation se fait mal, les cellules lymphatiques s'arrêtent. On ne connaît pas la cause initiale de cette modification de la paroi vasculaire. Les cellules néoplasiques infiltrées présentent des variétés de volume et de forme. Les unes sont des cellules rondes de **10** à **15** μ ; d'autres sont fusiformes, de contour irrégulier ; d'autres sont atrophiques et plus petites, 5 à 6 μ.

Nous avons vu que, dans le chancre syphilitique, les éléments normaux des tissus envahis ne sont pas profondément altérés et parviennent à se débarrasser des cellules néoplasiques, pour revenir à leur état primitif : il en est tout autrement dans l'infiltration gommeuse, où les éléments normaux sont étouffés, atrophiés, dissociés et même entièrement remplacés par le tissu néoplasique qui constitue à lui seul la production morbide. Ce tissu est transitoire, mais à un moindre degré que l'infiltrat chancreux. Au bout d'une période d'accroissement ou d'état stationnaire plus ou moins longue il subit une dégénérescence regressive qu'on qualifie suivant les cas de dégénérescence *graisseuse*, de dégénérescence *caséeuse*, de dégénérescence *muqueuse*, de dégénérescence *amyloïde*. Tous les auteurs s'accordent à croire que cette dégénérescence commence par le centre de la lésion. Suivant les uns, elle ne présente aucun caractère spécial : suivant d'autres au contraire, elle affecterait une marche et un aspect caractéristiques.

C'est ainsi que, pour Rindfleisch, la spécificité anatomique de la gomme consiste en ce que dans l'intérieur d'un foyer plus considérable de tissu embryonnaire de nouvelle formation, il se délimite un noyau circonscrit plus ou moins sphérique, différant par les métamorphoses ultérieures du tissu embryonnaire environnant : tandis que ce dernier se transforme en tissu conjonctif fibreux, la substance fondamentale du noyau central subit une métamorphose muqueuse : les cellules éprouvent la dégénérescence graisseuse et sont remplacées par des amas globuleux ou étoilés de granulations graisseuses qui semblent pouvoir subsister longtemps. C'est ainsi que se forment les noyaux sphériques mous et élastiques, d'un blanc jaunâtre, englobés dans une masse de tissu conjonctif de nouvelle formation.

Cornil et Ranvier décrivent aussi, dans la gomme en voie d'évolution, une série de nodules possédant chacun un centre de formation, une individualité propre. Ces nodules plus ou moins accusés par leur forme et par leur limite se reconnaissent à ce que, dans chacun d'eux, les éléments cellulaires de leur partie centrale sont petits et tombent en détritus moléculaire, tandis que ceux de la périphérie sont volumineux, arrondis ou fusiformes et se confondent avec le tissu embryonnaire voisin : les vaisseaux sanguins pénètrent à la périphérie de chaque nodule et peuvent s'y ramifier : ils sont perméables et contiennent du sang, même lorsque le centre des nodules est en dégénérescence atrophique : ce caractère servirait à distinguer les gommes des tubercules : la substance fondamentale est vaguement fibrillaire et ressemble au tissu conjonctif.

2° *Processus scléreux. — Sclérose syphilitique.* — Le point de départ est le même que celui du processus gommeux : il s'agit toujours d'une prolifération du tissu conjonctif : on prétend même qu'à l'origine, il n'est pas possible d'établir une distinction entre les deux processus : quoiqu'il en soit, l'évolution du processus scléreux est beaucoup plus lente : elle est essentiellement chronique, elle affecte la forme de l'inflammation interstitielle ; il y a formation non-seulement d'éléments cellulaires néoplasiques, mais encore d'un véritable tissu fibreux. Les cloisons, les trabécules de tissu conjonctif qui forment la charpente de la plupart des organes s'épaississent, les espaces aréolaires qu'elles circonscrivent se rétrécissent, diminuent de capacité d'où résultent la compression et l'atrophie des éléments propres de l'organe. Ce même épaississement se manifeste dans les membranes d'enveloppe. De pareilles altérations n'entraînent pas forcément une augmentation de volume puisqu'il peut y avoir une espèce de balancement entre l'atrophie de certains éléments et l'hypertrophie de certains autres : mais elles déterminent une augmentation de la consistance de l'organe, c'est-à-dire une induration des endroits envahis. De plus en vertu de son élasticité et de son pouvoir de rétraction, le tissu conjonctif scléreux amènera des déformations plus ou moins marquées. Ce tissu forme des masses plus ou moins développées, au sein desquelles peut se manifester le véritable processus gommeux avec divers dégénérescences. C'est ce qui a pu faire croire que la sclérose précédait habituellement la gomme et en était, pour ainsi dire, la première période.

VARIÉTÉS DES DEUX PROCESSUS SUIVANT LE SIÉGE.

Lésions du tissu cellulaire sous-cutané et sous-muqueux. — Le tissu nouveau commence au niveau des lobules adipeux du derme et s'étend peu à peu vers les parties superficielles. A sa limite, les faisceaux de fibres du tissu conjonctif sont séparés par des rangées de cellules rondes, les tubes du glomérule des glandes sudoripares en sont entourés, les îlots adipeux sont également envahis. Dans l'épaisseur du tissu gommeux, les faisceaux conjonctifs sont parfaitement reconnaissables, les vaisseaux sont aussi entourés et les fibres élastiques ne sont pas modifiées. Bientôt les parois vasculaires s'infiltrent. Alors finit la période de crudité et commence celle de ramollissement : les éléments cellulaires deviennent granulo-graisseux, les faisceaux de fibres du tissu conjonctif se dissocient ; les éléments serrés d'abord entre des fibres résistantes se déplacent plus facilement les uns par rapport aux autres, et la tumeur devient plus molle. Les couches superficielles de la peau s'enflamment, et enfin il se produit une perforation. Le tissu gommeux constitue un bourbillon analogue à celui du furoncle : il est formé de faisceaux de tissu conjonctif plus ou moins dissociés et étouffés par une quantité de cellules. La période de réparation consiste dans un bourgeonnement de tissu conjonctif embryonnaire, c'est-à-dire dans la production de bourgeons charnus.

Le processus de la gomme sous-cutanée présente les plus grandes analogies avec celui qui préside à la formation de la syphilide tuberculeuse. L'infiltration néoplasique est la même : seulement, dans la syphilique tuberculeuse, l'infiltration envahit les papilles, distend les faisceaux du stroma dermique.

Lésions des ganglions lymphatiques. — Le processus gommeux des adénites tertiaires est difficile à distinguer, au point de vue histologique, de celui déjà signalé dans les adénites primitives et secondaires. Cependant, d'après Cornil, le suc laiteux qui imbibe les ganglions et leur donne un aspect médullaire contiendrait des éléments particuliers. Ce sont, au milieu de cellules lymphatiques rondes plus ou moins granuleuses, de grandes cellules *endothéliales* gonflées et, en quantité considérable, munies d'un noyau ovoïde ou de plusieurs noyaux. Parmi les cellules ainsi tuméfiées, il en est toujours un certain nombre qui présentent dans leur intérieur plusieurs globules rouges du sang.

Dans certains cas, les glandes lymphatiques, spécialement celles du cou, acquièrent un volume considérable et ressemblent alors aux tumeurs ganglionnaires scrofuleuses. Il y aurait là, selon l'expression de Ricord, un *scrofulate de vérole.* L'histologie aurait confirmé cette manière de voir en démontrant, dans ces tumeurs, certains caractères des adénites scrofuleuses.

Lésions de la langue. — L'infiltration peut occuper exclusivement le chorion muqueux, ce qui détermine un relief à la surface de la muqueuse. Au niveau de la plaque gommeuse, le relief des papilles est à peine sensible, ce qui s'explique par l'absence d'épithélium à ce niveau : ce n'est pas une dépapillation de la langue, puisque le tissu conjonctif des papilles n'a pas subi de modification dans sa forme.

L'infiltration peut aussi atteindre les couches musculaires, et la forme scléreuse est assez fréquemment observée.

Lésions des muscles. — Ce sont des gommes constituées par un tissu embryonnaire que Virchow désigne sous le nom de tissu de granulation. C'est un tissu très-compacte, à petites cellules dans le tissu connectif intra-musculaire, avec dégénérescence graisseuse précoce, au milieu de laquelle les cellules disparaissent complétement, de sorte qu'il ne reste qu'une masse finement granulée riche en graisse et, en apparence, amorphe. Quand on examine la tumeur à une époque moins avancée, on rencontre un très-grand nombre de petites cellules, rondes pour la plupart, et à un noyau. Ce stade cellulaire dure, dans les tumeurs gommeuses musculaires, beaucoup plus longtemps que dans toute autre espèce de tumeurs de ce genre, a l'exception peut-être des tumeurs cérébrales.

Lésions des os. — L'infiltration néoplasique peut occuper soit successivement, soit simultanément, le périoste, le tissu osseux et la moelle, produisant une périostite, une ostéite ou une ostéomyélite. Dans le premier cas, l'infiltration se développe entre l'os et le périoste, ou peut-être elle a son point de départ dans les couches profondes du périoste, dans la partie ostéogène. Le tissu de nouvelle formation soulève le périoste et donne lieu à des tumeurs constituées par un tissu mou, proliférant avec une certaine rapidité. Dans ce tissu, on trouve une substance inter-cellulaire molle, gélatineuse çà et là, fibrillaire, avec des cellules de prolifération, les unes fusiformes, les autres rondes, de diverses grandeurs, la plupart assez pâles, pourvues d'un et rarement de deux ou de plusieurs noyaux. Le tissu embryonnaire, c'est-à-dire le tissu gommeux, est un produit transitoire : il subit la dégénérescence graisseuse et prend alors un aspect jaunâtre et caséeux. C'est un *caput mortuum* qui peut rester plus ou moins longtemps dans cet état et disparaître par résorption. Dans certains cas, les cellules néoplasiques les plus rapprochées de la surface de l'os se conduisent comme les ostéoblastes pendant la période de l'ossification et deviennent elles-mêmes des ostéoblastes par la même série de modifications des tissus qu'on observe dans l'ossification par le périoste.

L'infiltration néoplasique du tissu osseux se fait par les canaux de Havers, dans l'intérieur desquels on voit les cellules embryonnaires se substituer à la matière graisseuse. L'os enflammé se trouve ainsi placé dans les mêmes conditions que les os en voie de développement : les cellules médullaires nouvelles les plus rapprochées de la paroi des canaux de Havers et de la surface de l'os deviennent des ostéoblastes et concourent à la néoformation de lamelles osseuses. Si l'inflammation devient plus intense, la formation très-abondante des cellules détermine une lésion de la substance osseuse qui est ramollie, érodée et détruite par places à la surface interne des cavités de Havers. Celles-ci sont plus larges qu'à l'état normal. Les érosions de leur surface interne sont remplies par des cellules rondes et petites, et même, dans certains cas, par une ou deux grandes cellules-mères à noyaux multiples. La substance osseuse est ainsi remplacée plus ou moins complétement par de la moëlle enflammée. Dans la période de réparation, ces mêmes cellules embryonnaires qui, lorsqu'elles étaient exubérantes, concouraient à l'usure de l'os, s'appliquent, une fois devenues moins nombreuses, contre la paroi irrégulière des canaux de Havers, et acquièrent la propriété de former des lamelles osseuses nouvelles.

Si le degré d'inflammation est extrême, le tissu osseux disparaît entièrement, et il ne reste alors que le tissu embryonnaire qui parcourt les phases des gommes. Lorsque l'inflammation est subaiguë et prolongée, la transformation des cellules embryonnaires en ostéoblastes peut aller jusqu'à rétrécir ou oblitérer les canaux de Havers, d'où résultent un arrêt de la circulation, l'éburnation et la nécrose.

Si les productions gommeuses des os ont un caractère spécifique, on ne peut le voir dans le nombre, la disposition et la conformation des cellules et des noyaux, mais plutôt dans l'extrême caducité des cellules qui subissent une destruction rapide, se métamorphosent en graisse et en une matière caséeuse. Ce sont des masses jaunes, opaques, mortes, qui sont souvent encore entourées de tissu jeune, renfermant de nombreuses cellules en voie de prolifération. On retrouve, du reste, le même processus dans beaucoup d'autres affections, par exemple dans la dégénérescence athéromateuse des artères.

Lésions des articulations. — Le microscope rapproche les lésions de la tumeur blanche articulaire des lésions de la syphilis, du lupus et de la morve : toutes consistent en un tissu de granulation qui présente une grande tendance à subir la désagrégation graisseuse. Le liquide de l'épanchement intra-articulaire contient des globules amorphes, des cellules épithéliales et des globules sanguins altérés contenus dans une trame albumineuse feutrée très-abondante.

Lésions du cœur. — L'infiltration gommeuse débute dans l'épaisseur du muscle cardiaque. Les petites cellules qui constituent la plus grande part du tissu nouveau entourent les faisceaux musculaires qui subissent soit la dégénérescence graisseuse, soit simplement la dégénérescence granuleuse avec conservation de leurs stries. Dans le myocarde comme dans l'épaisseur des autres muscles, la néoplasie n'a aucune tendance à se ramollir et à s'évacuer. Le centre de la gomme devient caséeux, et la gomme entière s'entoure d'un tissu fibreux épais. Le processus néoplasique peut aussi affecter la forme scléreuse, produire l'induration et la dégénérescence fibreuse des éléments musculaires.

Les lésions de l'endocarde sont habituellement consécutives à celles du myocarde; mais elles peuvent aussi être primitives, isolées, et se présenter soit sous la forme scléreuse, soit sous la forme gommeuse ulcérée.

Lésions des vaisseaux sanguins. — Les tumeurs gommeuses peuvent aussi affecter les parois artérielles, produire l'endoartérite déformante qui conduit à la sclérose et à l'althéromasie. L'adventice est doublée de volume par une infiltration intense de petites cellules ou noyaux et sillonnée de vaisseaux dilatés. Dans la tunique moyenne, la prolifération atteint presque toujours un degré moins marqué, les éléments jeunes se réunissent en petits amas formant des élevures cunéiformes du côté de la tunique interne qu'ils repoussent : d'où la proéminence à l'intérieur du vaisseau d'une masse cellulaire formée par des corps protoplasmatiques, fusiformes ou plats à un seul noyau et pourvus de prolongements ; ce néoplasme est d'abord recouvert par l'endothélium, plus tard la prolifération s'établit, au sein de cette couche, et devient le phénomène dominant. La dissociation plus ou moins complète de ce revêtement interne, le bourgeonnement irrégulier du tissu embryonnaire du côté de la lumière du vaisseau, deviennent alors une cause puissante de thrombose. Ce qu'il y a de remarquable dans ce processus, c'est que l'exsudat néoplasique, tissu nouveau jouissant d'une organisation relative, s'établit au sein des éléments normaux, les écarte, les dissocie, mais sans amener fatalement la dégénérescence d'aucun d'eux, ce qui permet de comprendre la possibilité d'une *restitutio ad integrum.*

Lésions du système nerveux. — MÉNINGES CRANIENNES. — Les lésions de la dure mère sont habituellement consécutives à celles des os du crâne. Le processus syphilomateux peut occuper, soit la face externe périostique, on a alors une pachyméningite externe, soit la face interne ou arachnoïdienne, ce qui donne lieu à la pachyméningite interne. Dans le premier cas, le processus est scléreux, dans le second, il est habituellement gommeux. Les gommes de la face interne ont pour caractères particuliers de ne pas présenter de grains de sable (ce qui les distingue des psammomes), d'être faiblement vascularisées (ce qui les distingue des sarcomes), d'offrir une grande tendance à la dégénérescence graisseuse et d'exciter à leur périphérie un mouvement inflammatoire.

L'arachnoïdite syphilitique affecte le plus souvent la forme scléreuse, produisant du tissu connectif, en masse compacte, calleux, qui présente, par places, une prolifération cellulaire plus abondante et passe très-vite à la dégénérescence graisseuse.

Dans la pie-mère, le processus peut aussi rester sous forme scléreuse, mais on a plus souvent observé la forme gommeuse.

ENCÉPHALE. — Dans l'encéphale, c'est surtout la néoplasie gommeuse qui a été observée. Les gommes encéphaliques apparaissent sous le microscope, comme à l'œil nu, formées de deux zônes, l'une périphérique, constituée par du tissu jeune, l'autre centrale, présentant des éléments dont l'évolution est terminée. La zône phériphérique se distingue par sa nature presqu'exclusivement cellulaire : de petites cellules, délicates, de forme ronde, contenant des noyaux uniques assez gros, granulés avec un ou plusieurs nucléoles brillants, mais petits, se trouvent placées, serrées les uns contre les autres, dans une substance intercellulaire peu épaisse, molle, quelquefois faiblement fibrillaire : les cellules prennent une forme plus allongée, fusiforme ou réticulée. On y trouve aussi des éléments étoilés (cellules-araignées) constitués par un gros noyau et par une certaine quantité de protoplasma qui se continue aux deux extrémités de la cellule par des prolongements rameux rigides, réfringents : les vaisseaux sanguins sont entourés d'un manchon de petites cellules siégeant dans la gaîne lymphatique qui les entoure, mais il n'y a ni rétrécissement ni oblitération vasculaire par artérite ou plébite.

Dans la zône centrale opaque et jaunâtre de la tumeur on ne trouve plus que des cellules rondes ovalaires plus ou moins atrophiques et granuleuses qui forment des îlots assez réguliers. On ne voit pas de ces cellules formant un manchon autour des vaisseaux. La structure primitive du tissu nerveux est complètement modifiée : il ne reste ni tissu réticulé, ni gaînes lymphatiques, ni tubes nerveux. On a alors l'état caséeux qui se dénote à l'examen histologique par la présence de petits corps ronds hérissés de petits cristaux de graisse en forme de boule de pin épineuse. Mais, même arrivée à ce degré, la partie centrale de la gomme conserve toujours une certaine dureté. Il est des cas où de petites gommes se développent autour des artères cérébrales et déterminent une artérite chronique avec épaississement des tuniques, principalement de la tunique interne, d'où résultent des ramollissements par arrêt de la circulation sanguine. Suivant Heubner, cette artérite syphilitique révélerait à l'examen microscopique des caractères tout-à-fait spéciaux : début de la prolifération dans la tunique interne, immédiatement au-dessous de l'endothélium, soulèvement de l'endothélium, rétrécissement du calibre vasculaire par suite de la formation de bourgeons latéraux qui font saillie dans la lumière du vaisseau, coagulations sanguines, thromboses, ischémie, ramollissements, telle est la marche de la lésion. Le processus serait déterminé par l'action directe et irritante du sang syphilitique et n'aurait aucune tendance à la dégénérescence graisseuse.

Méninges rachidiennes. — La marche du processus syphilitique dans les enveloppes de la moelle est mal connue. On a cependant observé des épaississements scléreux de ces enveloppes.

Moelle épinière. — On a constaté dans un cas un renflement dans lequel on a trouvé des faisceaux de fibres avec des cellules étoilées et des cellules rondes, disposés le long des vaisseaux. La substance nerveuse était remplacée par un néoplasme gommeux : les racines du nerf rachidien correspondant étaient altérées à ce niveau, la pie-mère et l'arachnoïde étaient épaissies.

Nerfs. — On a signalé quelques névromes comme étant de nature syphilitique.

Les altérations du grand sympathique ont été étudiées dans une douzaine de cas. Ces altérations sont de deux ordres : les unes se montrent dans les cellules nerveuses, les autres occupent plus spécialement le tissu conjonctif. Quand la syphilis n'est pas trop ancienne, les cellules présentent, au milieu de leur protoplasma, normal d'ailleurs, des granulations pigmentaires brunes groupées ou régulièrement disséminées. Quand la maladie est plus avancée, le pigment remplit toute la cellule et finit par masquer complètement le noyau.

Ce pigment provient de l'hématine des globules rouges. L'endothélium de la face interne des cellules ganglionnaires, ordinairement très-net, devient le siége d'une prolifération, de telle sorte que les cellules nerveuses sont entourées d'une couche simple de cellules polygonales pourvues de noyaux arrondis. Dans beaucoup de cellules nerveuses pigmentées, le protoplasma est transformé en matière colloïde.

L'altération du tissu conjonctif interstitiel consiste en une hyperplasie qui étrangle les fibres et cellules nerveuses. Les cellules deviennent petites, ratatinées, irrégulières, anguleuses, chargées de pigment.

Lésions de l'appareil digestif. — Estomac. — On a observé des productions gommeuses nées dans le tissu conjonctif sous-muqueux : celui-ci était serré, dense, feutré, parcouru par des vaisseaux sanguins perméables, entre les faisceaux du tissu conjonctif il y avait de nombreuses cellules embryonnaires rondes et petites, ou un peu allongées et disposées en îlots. L'infiltration néoplasique avait aussi gagné la tunique musculaire et le tissu conjonctif sous-péritonéal.

Rectum. — La gomme diffuse occupe d'habitude le tiers inférieur du rectum qu'elle rétrécit. L'infiltration est d'abord sous-muqueuse. Il y a des faisceaux fibreux de nouvelle formation entourés de cellules embryonnaires. Ces faisceaux de la couche musculaire sont séparés par ces mêmes cellules qui forment des îlots pouvant constituer de petits abcès miliaires et donner lieu à des fistules. Le tissu embryonnaire est tout-à-fait analogue à celui des bourgeons charnus.

Foie. — Les lésions hépatiques de la vérole se présentent sous deux formes fréquemment associées : la sclérose et la gomme. Dans les deux formes, il s'agit de produits originairement néoplasiques provenant du tissu connectif du foie. La forme scléreuse est caractérisée par la rapide transformation des cellules embryonnaires en tissu conjonctif fibreux, qui, par sa rétractilité considérable ne tarde pas à amener diverses déformations. C'est d'habitude, dans l'épaisseur de ce tissu fibreux de nouvelle formation, que commence le processus gommeux.

Une coupe pratiquée dans une gomme hépatique indique, même à l'œil nu, l'existence de deux zônes assez distinctes, une zône centrale et une zône périphérique. Au point de vue histologique, la distinction des deux zônes mérite d'être maintenue. La partie centrale est formée par de petites cellules rondes, grenues, atrophiques, disposées en petits îlots, au milieu d'une substance fondamentale fibrillaire, les cellules du centre de chaque îlot étant plus atrophiées, plus grenues, on trouve aussi çà et là de petits corps arrondis très-réfringents, réfractaires au carmin et très-colorables par la purpurine : leur volume varie de 1 à 10 μ.

On les a constamment rencontrés dans les foyers caséeux syphilitiques et jamais ailleurs. Dans la zône périphérique, autour de la masse caséeuse, le tissu fibreux semi-transparent, qui lui forme comme une coque, est composé de tissu conjonctif à différents états suivant que la gomme est récente ou en accroissement, et suivant qu'elle est ancienne et en voie d'atrophie cicatricielle : dans le premier cas, les fibres sont plus minces et séparées par une plus grande quantité de cellules embryonnaires. Dans le deuxième cas, le tissu conjonctif domine et les cellules sont plus rares; de plus, au lieu d'être rondes, celles-ci deviennent allongées en fuseau et présentent l'aspect de cellules plates du tissu conjonctif. La gomme ne se trouve pas placée dans un kyste comme un corps étranger, mais elle communique d'une façon continue avec le tissu connectif environnant qui se trouve lui-même en pleine prolifération, à moins que la production ne soit tout-à-fait accomplie.

Les vaisseaux de la partie caséeuse sont oblitérés par des cellules lymphatiques, mais les coagulations et les oblitérations vasculaires incomplètes, respectent toujours un certain nombre de vaisseaux. Dans les gommes anciennes, le tissu fibreux s'accentue davantage et les fibres l'emportent sur les cellules, même dans le centre caséeux qui devient alors très dur et nullement ramolli : la circulation sanguine peut aussi s'y rétablir.

Lésions des poumons. — La syphilis pulmonaire s'est présentée à l'observation microscopique, tantôt sous la forme d'un processus diffus, tantôt sous la forme d'une lésion circonscrite. Dans le premier cas, on a constaté les lésions de la pleuro-pneumonie interstitielle, c'est-à-dire une hypertrophie du tissu conjonctif, formant des foyers calleux qui offrent à la surface du poumon l'aspect cicatriciel et dans l'intérieur de l'organe, la forme de nodosités : le microscope démontre, dans ces tumeurs scléreuses, une métamorphose graisseuse incomplète, soit du tissu connectif lui-même, soit des cellules qui en proviennent et qui ont proliféré. Les lésions circonscrites ou productions gommeuses n'ont pas toujours présenté la même structure : on a trouvé dans les parties centrales du tissu fibreux disposé en couches concentriques, avec de petites cellules en dégénérescence, et tout autour une zône de prolifération avec des cellules connectives intactes et pressées : on a aussi signalé, dans le centre du néoplasme, de petits corps très-réfringents se colorant en rouge par la purpurine et qui ne s'observeraient pas en dehors des gommes syphilitiques. La dégénération des fibres et cellules conjonctives va en diminuant du centre vers la périphérie. Au pourtour de la néoplasie, le tissu pulmonaire est infiltré d'éléments fins, disposés en amas irréguliers qui épaississent les parois alvéolaires et remplissent plus ou moins les alvéoles. Dans certains points, l'irritation du parenchyme se traduit par l'accumulation de petites cellules jaunes semblables à celles des bourgeons charnus : au sein des alvéoles, on trouve le revêtement gonflé, trouble, en voie de dégénérescence graisseuse : les infundibulum sont pleins de détritus granuleux entremêlés de noyaux, attestant ainsi l'origine épithéliale de ces magmas : ce sont là des altérations secondaires.

Lésions des reins. — On a rattaché à la syphilis un très-grand nombre de cas de néphrite interstitielle. Les gommes occupent soit la substance corticale, soit les pyramides. La partie centrale, opaque et caséeuse, laisse encore voir quelques glomérules de

Malpighi. A la périphérie, le néoplasme est constitué par un tissu conjonctif, développé aux dépens des cloisons qui forment le stroma du rein, il produit autour de la lésion une véritable coque fibreuse.

Lésions du testicule. — L'orchite syphilitique ou sarcocèle syphilitique est ontologiquement caractérisée, soit par une prolifération du tissu conjonctif qui forme l'enveloppe et la charpente de l'organe, soit par le développement d'un processus gommeux. Celui-ci peut se développer aux dépens du tissu conjonctif normal : mais, le plus souvent, il a, pour point de départ, le tissu conjonctif de nouvelle formation et on le voit se former, dans l'albuginée épaissie ou dans les callosités de la substance testiculaire. C'est à tort qu'on a prétendu que la prolifération provient d'une exsudation croupale autour des canaux spermatiques, à la périphérie du processus. Ce tissu fibreux étend les faisceaux parallèles; plus près du centre s'intercalent de longs corpuscules fusiformes en pleine prolifération nucléaire ; plus près encore commence la métamorphose graisseuse qui, dans les parties les plus anciennes de la gomme, aboutit à une agglomération de corpuscules de plus en plus petits. Parfois toute la substance du testicule ressemble à un jaune d'œuf bien cuit et se trouve constituée par une matière fibroïde et des noyaux, des cellules granuleuses et de nombreux cristaux de margarine et de cholestérine.

SYPHILIS HÉRÉDITAIRE.

Lésions de placenta. — Le processus néoplasique se manifeste sous la forme d'une endométrite, soit généralisée, soit limitée à cette partie de la caduque qui contribue à la formation du placenta et forme même sa portion maternelle. On distingue deux formes d'endométrite syphilitique : la forme simple, diffuse, produit des épaississements, des indurations fibreuses, ce qui peut amener l'atrophie des villosités. On a émis l'opinion que les altérations du placenta sont différentes suivant l'origine de la syphilis, c'est-à-dire suivant qu'elle provient, soit du père, soit de la mère ou bien des deux parents en même temps. Quand l'origine est paternelle, les villosités sont atteintes les premières : elles sont le siége d'une hyperplasie cellulaire particulière suivie de prolifération. Les cellules des villosités se remplissent de granulations nombreuses : en même temps les parois des vaisseaux s'hypertrophient notablement. Ces vaisseaux sont le point d'origine et le centre de ces lésions : le tissu cellulaire qui les entoure présente une épaisseur telle qu'on croirait avoir sous les yeux des canalicules de Havers. En conséquence de ce travail hyperplasique, les villosités prennent un développement considérable, la lumière des vaisseaux s'oblitère et enfin ce travail inflammatoire est bientôt suivi de l'atrophie et de la disparition du tissu villeux. Les autres parties du placenta deviennent aisément le siége de congestion : des épanchements sanguins s'y produisent : le résultat définitif de la lésion est l'asphyxie du fœtus.

Quand l'origine est maternelle, la maladie attaque le placenta maternel, les cellules du tissu conjonctif que forme la trame de ce placenta, s'hypertrophient à un degré colossal et aboutissent à l'effacement des villosités par compression.

Enfin quand l'origine est à la fois paternelle et maternelle les deux ordres de lésions se combinent et se confondent.

Lésions cutanées. — ERYTHÈME SQUAMEUX : L'épiderme est plus épais, la couche de Malpighi est agrandie dans sa zône horizontale et ses espaces interpapillaires. Au-dessus du corps muqueux se voit la squame composée de cellules aplaties, à noyaux peu ou pas marqués. Entre cette squame et le corps muqueux existent des amas de cellules épithéliales, les unes conservées, d'autres granuleuses ou réduites à leur noyau et fondues en un détritus commun, quelques unes cornées et soudées pour former des globes épidermiques. Le derme est hyperhémié, infiltré d'éléments jeunes, soit à la surface papillaire, soit dans les couches profondes, au sein des faisceaux conjonctifs.

Pemphigus: La bulle de pemphigus syphilitique des nouveau-nés, est caractérisée par la grande quantité de cellules épidermiques que renferme son contenu, et par la présence d'une couche pulpeuse blanchâtre, qui est formée par les cellules dissociées du corps muqueux. Les croûtes présentent des cellules pavimenteuses, des cellules pigmentaires aplaties, des cellules nucléaires informes, des cristaux de cholestérine, enfin une matière amorphe et pulvérulente.

Kératite interstitielle ou parenchymateuse. — Le processus consiste en un gonflement et une infiltration granulo-graisseuse des éléments du tissu cornéen. Sa nature syphilitique est encore fort douteuse.

Lésions osseuses. — Jusque dans ces dernières années les lésions osseuses de la syphilis infantile étaient confondues avec celles du rachitisme. Les unes et les autres consistent essentiellement en des déviations de l'ossification physiologique. Dans le premier degré de la syphilis, on observe une exubérance de calcification du cartilage d'ossification, et il se forme autour des diaphyses de veritables manchons ostéophytiques, ce qui n'arrive pas dans le rachitisme. Le cartilage d'ossification présente les boyaux de cellules en prolifération plus longs qu'à l'état normal, mais en même temps la substance fondamentale du cartilage s'incruste de sels calcaires. Le cartilage calcifié et épaissi, est creusé par des canaux qui contiennent, avec des vaisseaux, une grande quantité de tissu conjonctif fibroïde. Il se fait là aussi du tissu ostéoïde, de telle sorte qu'il reste, à un moment donné, des travées osseuses, là où il ne devrait y avoir à l'état normal que du tissu cartilagineux; les cellules cartilagineuses s'atrophient et subissent la dégénérescence granulo-graisseuse, et cette portion, privée de vie, agit comme corps irritant et provoque autour de lui une inflammation des tissus normaux vascularisés, une ostéo-myélite de la partie contiguë de la diaphyse. L'ostéo-myélite donne lieu à la formation d'une grande quantité de moelle embryonnaire, le cartilage d'ossification est alors séparé du tissu osseux de la diaphyse par une couche molle continuée, par de la moelle embryonnaire analogue aux bourgeons charnus, en continuité directe avec la moelle de l'os. Cette moelle est formée par une substance fibrillaire infiltrée de cellules rondes et de cellules fusiformes; lorsque les cellules rondes sont très abondantes, la substance intercellulaire devient liquide, la disjonction des épiphyses est la conséquence immédiate de cet état de l'os.

Dans le manchon ostéophytique, le microscope révèle l'existance d'ostéoplastes qui se font remarquer par l'exagération de leurs dimensions et de leurs prolongements anastomosés. Leurs cavités contiennent deux ou trois noyaux, et souvent des granulations graisseuses. Ils sont très-irrégulièrement disposés et se présentent en si grande abondance que la substance calcifiée qui les sépare ne se rencontre plus qu'en quantité minime, de là la porosité du tissu morbide. Sous le périoste, les cellules, qui normalement se transforment en ostéoplastes, s'incrustent de sels calcaires sans subir cette métamorphose. Dans les espaces médullaires, on ne trouve que des vaisseaux très-développés. Les chondroplastes sont augmentés de volume, prennent une apparence sphéroïdale et se chargent de graisse.

Les amas gélatiniformes sont formés par des vaisseaux, des débris de cellules médullaires et de la graisse.

Les exostoses du crâne paraissent, comme celle des os longs, se développer aux dépens du périoste : elles sont très-riches en fibres de Sharpey et en tissu fibreux.

Lésions du cœur. — On a noté l'hyperplasie conjonctive dans l'épaisseur des parois des ventricules et la dégénérescence des fibres myocardiques.

Lésions des poumons. — Le processus est essentiellement caractérisé par une hyperplasie du tissu conjonctif, circonscrite ou diffuse. Circonscrite, elle produit les nodosités habituellement superficielles, sphériques, lobulaires; diffuse, elle envahit parfois un lobe entier, produisant ce qu'on a désigné sous le nom de pneumonie blanche ou d'hépatisation blanche. Dans les deux cas, la structure microscopique est la même : les parois alvéolaires, le tissu qui entoure les bronches et les vaisseaux sont épaissis et montrent des cellules embryonnaires rondes ou fusiformes. Les alvéoles contiennent des masses épithéliales de cellules pavimenteuses ou cubiques disposées les unes sur les autres, quelquefois en forme de globes épidermiques, d'où le nom d'*épithéliome* qu'on leur a donné. Au milieu des alvéoles on trouve des cellules rondes plus ou moins volumineuses, plus ou moins remplies de granulations graisseuses. Les bronches ont aussi leurs parois épaissies et montrent dans leur intérieur une accumulation de cellules cylindriques et de cellules rondes. La partie centrale des nodules, où la circulation est gênée par l'abondance des cellules, peut subir une dégénérescence caséeuse sèche ou se ramollir et donner lieu à du liquide puriforme. Le processus est alors celui de la gomme.

Lésions du foie. — C'est par la charpente fibreuse que les lésions commencent. On rencontre une hépatite interstitielle qui subit la métamorphose graisseuse sous forme miliaire ou pointillée : elle suit les divisions de la veine-porte. C'est entre les îlots de la substance hépatique que se forment et s'amassent les cellules lymphatiques rondes qui constituent une petite nodosité représentant une gomme microscopique. Les cellules du centre sont quelquefois granuleuses.

Lésions du testicule.— Orchite interstitielle des nouveaux-nés. — On constate une hyperplasie conjonctive surtout à la périphérie des artères. Il se forme de petits amas de tissu embryonnaire, c'est-à dire de petites gommes. Les canalicules séminifères en sont entourés, d'où résulte une notable hyperthrophie de la glande.

Lésions du rein. — Le processus a son point de départ dans le tissu fibreux qui forme le stroma conjonctif et il affecte la forme circonscrite ou diffuse : il est caractérisé par une prolifération de noyaux et de cellules fusiformes. La dégénérescence graisseuse soit diffuse, soit en foyer, a été également constatée.

II.

CONSIDÉRATIONS CRITIQUES.

Quelque rapide et abrégé que nous ayons cherché à rendre l'exposé qui précède, il suffira, croyons-nous, à édifier nos lecteurs sur l'étendue des recherches provoquées par l'histologie pathologique de la syphilis. On ne saurait soupçonner ces recherches d'être incomplètes ou de n'avoir pas été conduites avec tout le soin et l'habileté désirables : car elles ont été entreprises par des savants auxquels le microscope était déjà depuis longtemps habitué à révéler tous ses secrets. Quand on voit tous les efforts qui ont été faits par des micrographes aussi expérimentés et placés dans des conditions extrêmement favorables, il y a vraiment lieu de se tâter le pouls avant de se mettre à la poursuite de ce qui leur a échappé; c'est là peut-être ce qui explique le petit nombre de ceux qui ont travaillé dans cette voie.

Ce qui a échappé à d'aussi habiles observateurs, c'est précisément ce qu'ils cherchaient et ce que l'on cherche encore. La syphilis se dresse devant le microscope, hérissée de problèmes dont la solution n'a pu être fournie, ni par l'observation clinique, ni par l'anatomie pathologique macroscopique, ni par l'expérimentation.

En quoi consiste le virus qui produit l'affection syphilitique et quel est le mode d'action de ce virus ? Comment se rendre compte de la période d'incubation initiale et des plus ou moins longues périodes pendant lesquelles l'affection reste complètement silencieuse ? Quel est le lien qui réunit entre elles les diverses manifestations dites syphilitiques ? Consiste-t-il, ce lien, en la présence d'un élément anatomique, *spécifique* et caractéristique de toutes ces manifestations ? Comment le mercure et l'iodure de potassium agissent-ils sur les déterminations syphilitiques pour en amener la guérison ? Voilà tout autant de questions, et nous en omettons, que se sont évidemment posées les savants médecins qui ont abordé l'étude microscopique de la vérole. Quelques mots sur chacune d'elles.

Voilà deux pus, provenant, l'un d'un abcès ordinaire, l'autre d'un chancre syphilitique. Soumettez-les successivement à l'examen microscopique, vous ne constatez aucune différence : vous n'avez même pas la satisfaction d'observer la contractilité dont certain auteur a voulu doter les globules du pus syphilitique. Il y a cependant, dans le pus syphilitique, un *quelque chose*, un *quid ignotum* qui le rend susceptible, quand il est inoculé sur un organisme sain, de transmettre une maladie semblable à celle dont il provient. Or ce *quelque chose* a jusqu'ici échappé aux instruments, même les plus grossissants : nous n'en connaissons que les effets. L'empoisonnement syphilitique ne se révèle que par ses localisations : il peut persister indéfiniment dans l'organisme,

> Invisible et présent comme l'air qu'on respire.

Le mode d'action de ce *quelque chose* n'est pas mieux connu. On a beaucoup parlé de l'action irritante du virus syphilitique ou des propriétés irritantes qu'il communique aux parties qui lui servent de véhicule : sérosité, pus, sang, etc. Mais on n'est pas pour cela bien avancé, puisque l'action irritante a été attribuée à la plupart des agents morbifiques. On a aussi l'habitude de dire que l'action du virus syphilitique sur les tissus se traduit par des phénomènes inflammatoires, et, comme pour répondre à l'objection que ne peut manquer de soulever cette affirmation, objection tirée des caractères *propres* à l'évolution du processus syphilitique, on se hâte d'ajouter qu'il s'agit d'une inflammation spécifique. Mais on ne fait ainsi que mettre un mot à la place d'une explication, car il reste à montrer en quoi consiste la spécificité de cette inflammation.

Si le virus syphilitique n'agit que comme irritant, pourquoi les effets de l'irritation, au lieu de se produire immédiatement, comme cela arrive après les irritations ordinaires, ne se manifestent-ils qu'au bout de dix, quinze, vingt ou trente jours? On a répondu que le virus pénètre d'abord dans les liquides de l'organisme, où il subirait une espèce d'élaboration après laquelle apparaîtraient les phénomènes inflammatoires accessibles à notre observation. Nous n'objecterons pas à cette hypothèse les résultats négatifs de tous les examens du sang qui ont été pratiqués pendant la période d'incubation : il nous suffira de faire remarquer qu'en adoptant une telle manière de voir, il resterait encore à expliquer pourquoi le processus inflammatoire se manifeste *toujours* au niveau du point par où le virus a pénétré dans l'organisme.

Dire que le virus syphilitique agit en déterminant un trouble spécial de la nutrition, c'est énoncer un fait sans en donner l'explication.

Que l'on s'adresse à la théorie des blastèmes ou à la théorie cellulaire, on arrive toujours à se heurter contre une inconnue qui est encore à dégager.

Que nous dit, en effet, la théorie du blastème ?

L'exsudation blastématique ne constitue pas par elle-même un phénomène morbide, puisqu'elle sert de point de départ à toute nutrition normale. La nutrition ne cesse d'être normale que lorsque l'exsudation n'est plus en harmonie avec les tissus au sein desquels elle s'épanche ou que sa quantité ne correspond pas exactement à la déperdition incessante de substance qui précède la réparation nutritive. Comment le blastème va-t-il, pendant la période embryonnaire, donner lieu ici à du tissu conjonctif, là à du tissu musculaire, plus loin à du tissu nerveux ? Comment, après le complet développement des organes et des tissus, le blastème exsudé dans le sein de ces organes et de ces tissus s'organise-t-il en un tissu exactement le même que celui dont il provient? On a supposé, pour résoudre ces difficultés, que les blastèmes possédaient en eux une tendance propre. Mais cette tendance, on ignore en quoi elle consiste : jamais elle n'a été dévoilée ni par l'analyse chimique, ni par l'examen microscopique. On a aussi mis en avant, sous le nom de *loi d'analogie, de formation*, l'influence exercée sur le blastème par le tissu au sein duquel il se produit. Le tissu donnerait au blastème la propriété imitative de s'organiser en éléments semblables à ceux de ce même tissu. Ces idées relatives à la nutrition et au développement normaux ont été transportées dans le domaine de la pathologie et l'on y a trouvé les mêmes difficultés. On n'a pu expliquer pourquoi le blastème morbide donnait lieu, tantôt à un tissu embryonnaire d'une existence tout-à-fait transitoire et se résorbant avec la plus facilité, tantôt à la formation exagérée d'un tissu complètement organisé, permanent, semblable au tissu générateur du blastème, tantôt enfin à un ensemble d'éléments formant des masses organisées, différentes de tous les tissus normaux et susceptibles de vivre d'une vie propre. On n'a pas davantage pu expliquer en quoi consiste la tendance imprimée par certaines maladies aux exsudats blastématiques, tendance en vertu de laquelle ces exsudats ont, dans toutes les parties du corps, la propriété de s'organiser en des productions néoplasiques présentant entre elles la plus grande analogie. On a bien invoqué la lutte qui s'établirait dans les blastèmes entre l'influence de l'analogie de formation et la tendance propre du blastème. On a dit que la formation néoplasique différait d'autant plus du tissu générateur que la tendance *propre* du blastème pré dominait davantage sur l'influence exercée par ce même tissu ou sur toute influence de voisinage plus ou moins médiat. Mais ce sont là des explications qui ne servent qu'à reculer les difficultés. Admettons, par exemple, que les productions syphilitiques consistent à leur origine en un blastème, pourquoi ce blastème, au lieu de s'organiser en un fibrome, en un sarcome, en un tubercule, donne-t-il lieu à des néoplasies syphilitiques ? Et s'il est vrai que ce blastème ait reçu de l'agent morbifique une tendance ou une propriété spéciales, comment expliquer que sous une même influence, il se produise ici des chancres, là des plaques muqueuses, plus loin des gommes, ailleurs des accumulations pigmentaires, etc., etc. Comment surtout se rendre compte de cette succession régulière et presque constante d'accidents tous considérés, malgré leurs différences anatomiques, comme étant de nature syphilitique. Et cependant l'observation clinique a consacré la réalité de cette succession, c'est elle qui a fait partager en trois périodes les manifestations de la vérole.

Si nous passons aux explications données par les partisans de la théorie cellulaire, nous voyons qu'elles ne sont ni plus significatives ni plus explicites. Nous voulons bien admettre, avec Virchow, que les lésions syphilitiques, comme toute production accidentelle, sont dues à la prolifération d'un même élément cellulaire : nous lui concédons même que, dans toute production accidentelle, à son début, les choses suivent la même marche que dans les irritations purement inflammatoires, et que, par suite, à cette première période, toutes les néoplasies se ressemblent et sont constituées par le même tissu de granulation. Mais si, comme Virchow le prétend, les cellules qui composent le tissu de granulation sont des cellules *indifférentes*, comment s'expliquer que ces cellules donnent lieu, dans un cas, à un tubercule, dans un autre cas, à une tumeur gommeuse, dans un troisième cas, à un cancer, etc. On a bien dit qu'il résulte des cellules de formation différents produits suivant les différentes *directions* qu'aura prises le développement, mais on n'a fait ainsi que constater l'effet, sans en indiquer la cause.

Quelle que soit la théorie histogénique que l'on adopte, on n'en est pas moins obligé de reconnaître les différences profondes que l'on observe dans les productions accidentelles au point de vue de leurs caractères microscopiques, leur marche et leur terminaison. Pour ce qui est des productions syphilitiques, il n'est pas douteux qu'elles ne doivent, à ces divers points de vue, former une classe à part. Les anatomo-pathologistes l'ont bien compris. Frappés de la spécificité clinique des lésions syphilitiques, ils se sont attachés à rechercher si cette spécificité clinique ne pourrait pas s'expliquer par une spécificité microscopique, et c'est surtout dans ce sens qu'ont été dirigés les travaux d'histologie pathologique de la syphilis.

A plusieurs reprises, le monde médical a pu quelques instants croire que l'élément anatomique propre aux manifestations syphilitique était trouvé. Ch. Robin avait annoncé que cet élément consiste en un très-grand nombre de petits corps sphériques qu'il désignait sous le nom de cytoblastions. Il avait trouvé, dans les gommes syphilitiques, 80 p. 100 de cytoblastions, mesurant, en moyenne, de 4 à 5 μ, résistant à l'action de l'acide acétique, existant à l'état de cellules ou de noyaux libres. Plus tard Wagner essaya de donner la caractéristique histologique de toute production syphilitique, en disant que ces productions étaient formées d'un tissu particulier composé de petits éléments cellulaires renfermés isolément dans une cavité limitée elle-même par la substance fondamentale. Il les groupa toutes sous le nom de *syphilome*. Fœrster a cru pouvoir ranger les gommes parmi les tumeurs à cellules lymphatiques et assimiler les éléments cellulaires aux cellules libres dans les alvéoles des ganglions lymphatiques. Aujourd'hui, les cytoblastions de Robin sont considérés comme étant tout simplement des éléments analogues à ceux que l'on rencontre dans tout tissu embryonnaire. Les éléments signalés par Wagner n'ont pu être retrouvés par d'autres observateurs : quant aux cellules lymphatiques de Fœrster, elles ne diffèrent en rien des cellules lymphatiques que l'on observe dans toute néoplasie inflammatoire.

Malgré ces déceptions, auxquelles il faut ajouter celles de Lebert, les investigations se poursuivent. Tout récemment, Charcot et Gombarret ont signalé dans les gommes du cerveau des éléments étoilés (cellules-araignées) qu'ils ne seraient pas éloignés de regarder comme caractéristiques des gommes cérébrales. Mais on a fait remarquer que les cellules-araignées ne sont que des cellules hypertrophiées de la névroglie. De son côté, Malassez appelle particulièrement l'attention sur des éléments *particuliers* que renferment les foyers caséeux syphilitiques : les caractères de ces éléments ont été indiqués plus haut à propos des gommes hépatiques et des gommes pulmonaires.

On le voit, les résultats qu'ont donnés les recherches d'un élément histologique *spécial* aux productions syphilitiques ne sont guère de nature à encourager d'ultérieures investigations dans le même sens. Aussi, dans la crainte d'échouer où tant d'autres ont fait naufrage, on voit s'accentuer de plus en plus la tendance à chercher la caractéristique anatomique des néoplasies syphilitiques plutôt dans les particularités de texture et l'évolution du tissu néoplasique des éléments, que dans la forme des éléments eux-mêmes. Virchow insiste sur ce fait que le caractère spécifique des gommes syphilitiques ne réside pas dans le nombre, la disposition ou la conformation des cellules et des noyaux. La structure, l'ensemble de la disposition de la tumeur, la tendance à une dégénérescence hâtive, sont bien plus spéciaux que les éléments isolés.

Nous avons vu aussi que pour Rindfleisch, Cornil et Ranvier, la spécificité anatomique consiste dans certaines particularités propres, non à la forme des éléments, mais bien au tissu et à son mode d'évolution. Le degré de vascularisation et l'état des vaisseaux méritent également de figurer parmi les caractères histologiques des productions syphilitiques.

La question de savoir si certaines néoplasies de la vérole possèdent une caractéristique anatomique est inséparable d'une autre question qui est la suivante : Cette caractéristique est-elle la même pour toute néoplasie de nature syphilitique et à toutes les périodes de l'affection? Le microscope tend évidemment à faire répondre d'une façon affirmative à cette seconde question. Virchow considère le fond induré de l'ulcère chancreux comme identique, du moins à son début, à la néoformation de la phase ultime, la gomme. Ses idées sur l'origine commune des productions accidentelles devaient forcément le conduire à cette conclusion. Mais d'après le même auteur, l'identité n'existerait que pour le début de l'évolution ; une fois parvenu au stade des cellules indifférentes, le processus syphilomateux présenterait de notables variétés dans sa marche ultérieure, et ces variétés seraient en rapport avec l'intensité d'action du virus syphilitique. Une irritation faible, une légère action du virus donneraient lieu à une simple hyperplasie ne différant en rien de l'hyperplasie inflammatoire ordinaire, et susceptible de varier suivant l'influence du tissu-mère : les périostoses, les exostoses, les hyperostoses seraient le résultat de cette hyperplasie. Il en serait de même du chancre et des accidents secondaires. Lorsque l'action du virus est plus intense, l'influence du tissu-mère, ou, en d'autres termes, de l'analogie de formation, est presque totalement annulée par la tendance que le virus imprime à la néoplasie, et alors celle-ci se montre à peu près avec les mêmes caractères dans tous les tissus et dans tous les organes.

Wagner admet l'existence d'une caractéristique anatomique identique pour tous les organes et pour toutes les périodes de la maladie : le chancre initial, les éruptions éphémères, la chûte des cheveux et les profondes désorganisations se développeraient suivant le même processus : partout et toujours ce serait le *syphilome.*

Rindfleisch ne veut pas décider la question de savoir si l'induration du chancre doit être considérée comme étant de nature gommeuse, mais il penche ouvertement vers les idées de Virchow.

Si l'on se place exclusivement au point de vue histologique, on est porté à admettre l'analogie entre les néoplasies des trois périodes. Que l'on rapproche les caractères que le microscope a révélés dans l'infiltration du chancre, des syphilides et des gommes, et l'on verra que l'analogie est des plus complètes. Partout ce sont les mêmes éléments qui s'infiltrent dans les tissus : leur nombre est plus ou moins considérable, la prolifération est plus ou moins active, les métamorphoses régressives sont un peu différentes; mais les caractères essentiels du processus morbide sont toujours les mêmes.

L'histologie pathologique tend non-seulement à faire admettre que le processus néoplasique de la syphilis est identique à toute période et dans tout organe, elle ôte encore à ce processus tout caractère de spécificité en l'assimilant au processus inflammatoire le plus simple. La nature inflammatoire du processus syphilitique est affirmée par tous ceux qui ont appliqué le microscope à son étude, et il ne pouvait en être autrement, vu que le néoplasme syphilitique offre à l'observation microscopique les mêmes éléments, le même tissu embryonnaire que tout néoplasme inflammatoire. Cornil est, à cet égard, on ne peut plus explicite. Après avoir établi que les études d'histologie *fine* ont été impuissantes à nous fournir les éléments d'une classification quelconque des manifestations cutanées de la syphilis, il déclare que ces diverses manifestations ne diffèrent pas, eu égard aux altérations anatomiques, des mêmes lésions observées dans les papules, les bulles, les pustules, etc., causées par une autre maladie générale que la syphilis ou dues à des agents irritants. L. Jullien n'est pas moins affirmatif : « Ainsi que Ricord l'avait dit le premier, en attribuant l'induration chancreuse à de la lymphe plastique, ainsi que l'ont bien montré, par la suite, Robin, Virchow, Billroth, Ranvier, Kaposi et même, en dépit de certaines réserves, Edouard Rindfleisch, l'irritation spécifique de la syphilis ne se comporte pas autrement dans sa marche que l'irritation simple de l'inflammation, et la spécificité clinique de la syphilis ne nous est nullement expliquée par l'anatomie pathologique. »

L'analogie ou plutôt l'identité que le microscope a démontrée entre le processus syphilitique et le processus inflammatoire simple est extrêmement remarquable, en ce sens qu'un tel résultat constitue un fidèle écho des idées broussaisiennes. Dès **1821**, dans son *Examen des doctrines médicales*, Broussais affirmait que la production de la syphilis, comme toutes les autres productions pathologiques, sont de nature inflammatoire; que toutes les tumeurs homologues et hétérologues, depuis les kystes et les lipômes jusqu'aux tubercules et aux cancers, se confondent dans une même origine et sont le résultat de l'irritation organique. Pour Broussais comme pour Virchow, c'est toujours l'irritation qui produit l'inflammation aiguë ou l'inflammation chronique, et, par cette dernière, toutes les dégénérescences qui forment les maladies organiques. Ainsi l'on peut dire que Broussais avait vu en grand ce que Virchow a vu en petit.

Comment concilier le défaut de spécificité anatomique de la syphilis avec la spécificité clinique de cette maladie ? Deux solutions sont en présence : ou bien il faut admettre que la spécificité de l'affection syphilitique n'a pas de caractéristique anatomique et qu'elle peut se traduire par les lésions les plus vulgaires, ou bien il faut nier l'existence de la spécificité elle-même et considérer les manifestations de la vérole comme des phénomènes purement inflammatoires. Si nous consultons les autorités les plus compétentes en histologie pathologique, nous constatons les plus vives sympathies pour la seconde solution. Dans diverses publications, et chaque fois que l'occasion s'en est présentée, Virchow a fait jouer un rôle étiologique des plus importants aux influences traumatiques dans la production des manifestations syphilitiques : il ne nie pas l'intervention du virus, mais il ne l'admet qu'à titre de cause tout-à-fait secondaire : il se représente le virus comme un ennemi sommeillant dans un recoin de l'organisme, dans le foie, dans le poumon, principalement dans les ganglions lymphatiques et ne donnant des signes de son existence que lorsqu'il est réveillé par un choc plus ou moins violent. C'est ainsi qu'à propos des gommes du foie, il fait remarquer qu'on les observe d'habitude à la partie supérieure et au voisinage des ligaments suspenseurs, c'est-à-dire très-exactement aux endroits où l'on rencontre des ruptures du foie consécutives à de violents ébranlements : de même, en parlant des gommes cérébrales, il explique la plus grande fréquence de ces lésions à la périphérie par la plus grande facilité avec laquelle s'exercent sur cette partie les influences traumatiques, explication tout aussi hypothétique que celle qui fait de la vulnérabilité spéciale des parties superficielles le résultat de la vascularisation plus grande de l'écorce grise et de la prédominance de l'élément conjonctif. Cornil partage, à cet égard, les idées de Virchow : il admet des périostoses et des exostoses syphilitiques professionnelles : il accuse même les manœuvres de l'accouchement d'exercer une action provocatrice sur la syphilis infantile. Quel dommage que la théorie de Virchow n'ait pas été connue et adoptée à l'époque où les infortunées victimes de la vérole étaient soumises à toutes les rigueurs de la diète arabique ou grillées dans des fours ! Car on eût, supposons-nous, substitué à toutes ces horreurs un enveloppement au coton, du corps entier.

La répugnance à admettre la spécificité clinique de la syphilis se reflète dans bien d'autres travaux : l'identité histogénique et histologique démontrée par le microscope dans toutes les manifestations syphilitiques, n'a sans doute pas peu contribué à faire naître l'opinion de Küss (de Strasbourg) d'après laquelle il n'y aurait rien de spécifique dans la syphilis. Ce serait tout simplement une lésion du tissu connectif. Cette lésion, d'abord locale quand le chancre paraît, puis régionale, deviendrait enfin générale, semblable à un incendie envahissant une forêt : On pourrait peut-être aussi rattacher à la même source l'opinion du professeur Albert Reder qui ne voit dans la vérole qu'une affection essentiellement métastatique due à des parcelles du tissu qui se détacheraient du néoplasme chancreux et deviendraient, par suite d'embolies, le point de départ de nouveaux foyers dans l'épaisseur de la peau, dans les glanglions, etc.

Nous avons encore ici à mentionner les idées d'A. Desprès, car l'auteur a cherché à les appuyer sur des données histologiques. A son avis, la syphilis est une infection du sang par l'introduction dans le torrent circulatoire du pus ou du sang d'un syphilitique. Le sang s'altère peu à peu au contact des débris du liquide virulent avec ses globules rouges. Ceux-ci sont détruits, et l'examen microscopique montre que, au moment où la maladie est arrivée à sa période d'état, le sang offre ces deux caractères que les globules sont diminués en nombre, qu'ils sont plus petits et qu'il y a ce qu'on appelle des noyaux libres en plus grand nombre que dans le sang d'un sujet sain. Aussitôt qu'il y a excès de globules malades, ceux-ci s'éliminent à travers la peau, les muqueuses ou d'autres parties du corps, et cette élimination donne lieu aux éruptions dites secondaires, ou syphilides. Puis tout est dit, le malade est guéri. Dans le cas où l'élimination des globules rouges altérés n'a pu se faire d'une façon complète, ces globules forment des dépôts métastatiques dans la profondeur des organes, où ils se comportent comme un corps étranger qui, indolent et silencieux pendant des années, devient un jour plus ou moins douloureux et cause des accidents qui nécessitent son extraction. C'est ainsi que se produisent les lésions, dites tertiaires, de la syphilis. Ce sont là des lésions d'origine purement mécanique, et il est, par conséquent, bien naturel qu'on n'observe, au microscope, aucune caractéristique anatomique, aucun élément spécial dans les productions de la syphilis.

Les lésions vraiment syphilitiques sont, du reste, beaucoup moins nombreuses qu'on ne le suppose. La roséole, les iritis et irito-choroïdites, les otites, les coryzas, les surdités, les orchites, les arthropathies, les caries, nécroses, exostoses, névroses, décorés du nom de syphilitiques, n'ont jamais existé que dans l'imagination de ceux qui les ont inventés.

Signalons enfin l'hypothèse que l'on a émise d'un parasite à génération directe ou à génération alternante pour expliquer les périodes d'incubation de la syphilis.

Nous croyons avoir suffisamment établi, par les citations qui précèdent, que les résultats de l'application du microscope à l'étude des productions syphilitiques, ont entraîné des conséquences nosographiques assez nombreuses et assez importantes. Il ne nous sera pas plus difficile de démontrer que ces mêmes résultats n'ont pas été moins féconds en conséquences thérapeutiques.

On peut diviser en deux catégories les auteurs qui, au nom du microscope, ont émis des hypothèses concernant le traitement de la syphilis. L'une des deux catégories comprend ceux qui, comme A. Desprès, Raërmsprung, etc., n'ont pu trouver, dans le mode d'action du mercure, rien qui pût appuyer leurs théories, et ont hardiment proscrit ce médicament de la thérapeutique de la syphilis, proposant de le remplacer par diverses médications dont les effets leur paraissaient en relation avec leurs idées sur l'étiologie et la pathogénie de la syphilis.

Dans la seconde catégorie, on peut ranger les observateurs qui ont essayé d'expliquer l'action favorable du mercure ou de l'iodure de potassium sur les manifestations syphilitiques. C'est surtout dans l'examen microscopique du sang qu'on a cherché les éléments de cette explication. On a comparativement étudié l'influence de la syphilis et du mercure sur le nombre des globules rouges. D'après les numérations faites à l'hôpital du Midi par Wilbouchewitch, le nombre de globules rouges diminuerait progressivement sous l'influence de la syphilis. Ainsi, le nombre des globules rouges étant à l'état normal de 4,260,000 à 6,447,000 par mill. cube, le chiffre moyen des globules chez les sujets syphilitiques était de 4,321,000, c'est-à-dire un nombre voisin de la limite inférieure de l'état normal. Keyes, en Amérique, a répété ces expériences et est arrivé à la conclusion que le mercure donné à petites doses, même longtemps continué, augmente le nombre des globules et agit comme tonique en augmentant le poids du corps.

L'action du mercure sur la syphilis serait donc expliquée, en admettant que le mercure et la syphilis exercent sur le sang des influences tout-à-fait opposées et susceptibles de se neutraliser. L'action de l'iodure de potassium s'expliquerait de la même manière : car il agirait aussi comme modérateur de la nutrition et de la combustion, comme un médicament d'épargne. Rabuteau a voulu aussi apporter son tribut à la question, en imaginant une théorie de l'action des iodiques dans la syphilis. Nous le citons textuellement dans l'espoir que d'autres comprendront mieux que nous ce qu'il a voulu dire : « On sait que les tumeurs gommeuses sont formées, en majeure partie, d'une substance amorphe et de tissu conjonctif embryonnaire, parcourus par des vaisseaux peu nombreux. A cause de leur irrigation insuffisante, elles tendent à se fondre d'elles-mêmes, à suppurer. Les iodiques, agissant sur le mouvement de nutrition ou sur la vie végétative qui est désordonnée chez un syphilitique, le modèrent, le modifient toujours, et hâtent par cela même la fonte de ces tumeurs. »

Nous ne comprenons pas mieux l'explication de Küss énoncée en ces termes : « Les manifestations syphilitiques sont de deux ordres : les unes intéressent les éléments épithéliaux, les autres les éléments connectifs : or, à chacune de ces formes morbides correspond un médicament, mercure pour les premières, iodure pour les secondes. »

L. Jullien s'autorise de ce que l'on voit souvent se produire, au début d'un traitement hydrargyrique, une tuméfaction ganglionnaire, pour déclarer que le mercure réveille les fonctions des lymphatiques et favorise les résorptions.

D'autres ont invoqué la nature parasitaire de la syphilis et attribué l'efficacité du mercure à son action parasiticide.

Quand on va au fond des diverses hypothèses que nous venons de mentionner, on voit qu'elles tendent toutes à faire rejeter la spécificité d'action du mercure. Car s'il est vrai qu'il n'agit que comme modérateur de la nutrition, comme parasiticide, etc., son mode d'action n'a rien de spécial, vu que toutes ces propriétés sont attribuées à un très-grand nombre d'agents thérapeutiques.

Nous pouvons donc dire que l'intervention du microscope dans l'étude de la syphilis a eu pour résultat de faire nier la spécificité de la cause, la spécificité des lésions et la spécificité du traitement de cette maladie.

Ce résultat est d'autant plus frappant, nous allions dire d'autant plus déplorable, qu'il est plus en contradiction avec les résultats fournis par l'observation clinique : les trois spécificités que le microscope rejette, la clinique nous oblige à les admettre.

On a dit de Broussais que le succès de sa réforme eût été plus durable s'il n'avait fait que de la théorie et s'il n'avait pas voulu instituer une thérapeutique en rapport avec ses idées doctrinales. Cette même réflexion n'est-elle pas applicable aux micrographes qui ont créé l'histologie pathologique de la syphilis ? Nous n'hésitons pas à répondre affirmativement. On se hâte généralement beaucoup trop de transporter les données histologiques dans le domaine de la pratique, et s'il en est ainsi, c'est parce que les anatomo-pathologistes modernes ne voient dans les maladies que la lésion matérielle, tangible et accessible à nos moyens d'investigation. Il se produit, de nos jours, une réaction qui, comme toutes les réactions, est poussée beaucoup trop loin. On relègue parmi les fables, parmi les erreurs historiques, toutes les idées développées dans les auteurs anciens, sur le rôle joué en pathologie par les causes générales. Il est certain que ces idées étaient très-exagérées et tendaient à faire négliger les études d'anatomie pathologique. Mais une non moindre exagération nous paraît aujourd'hui évidente dans l'importance attribuée aux lésions anatomiques; car le microscope lui-même nous démontre à chaque instant qu'une même lésion anatomique peut appartenir à des maladies dont les différences ne sauraient être méconnues. Nulle maladie ne se prête mieux que la syphilis à une telle démonstration. Nous avons vu, en effet, que, de l'aveu des histologistes eux-mêmes, les productions syphilitiques se présentent sous le microscope avec les mêmes caractères que les productions purement inflammatoires ou autres. Que conclure de là, sinon que la lésion anatomique locale ne constitue pas toute la maladie, et qu'elle ne doit pas être le but unique et exclusif de nos recherches et de nos préoccupations? Nous ne doutons pas que les études histologiques de la syphilis ne continuent à rendre des services comme elles en ont déjà rendu, et qu'elles ne contribuent à débrouiller encore bien des points obscurs; mais si nous jugeons des résultats futurs par les résultats déjà produits, nous sommes porté à répéter ces paroles d'un de nos anciens maîtres, le professeur Jaumes, de Montpellier : « Quels que soient les progrès futurs de l'anatomie, celle-ci fera mieux connaître les acteurs, en introduira de nouveaux dans la scène, mais elle ne trouvera jamais la cause impulsive qui les fait agir et leur fait exécuter avec ordre le drame si complexe de la vie. »

On saisirait bien mal notre pensée et on interpréterait bien mal les réflexions qui précèdent, si on nous attribuait l'opinion que les observations histologiques doivent être bannies de l'étude de la syphilis comme dangereuses ou du moins inutiles. Elles sont dangereuses, oui, quand, au mépris de toutes les autres sources d'observations, on leur assigne des significations graphiques anticipées ; elles sont dangereuses quand on considère le microscope comme un instrument pouvant donner le dernier mot des choses et saisir l'unité organique de la vie. L'utilité de ces observations est, au contraire, incontestable, quand on ne leur fait pas dire plus qu'elles ne disent en réalité.

Aussi nous empressons-nous de reconnaître que, dans l'étude de la syphilis, les recherches d'histologie ont rendu des services importants.

Pour ce qui concerne les accidents primitifs, le microscope nous a mis sous les yeux les diverses phases de l'évolution du chancre syphilitique : s'il n'a pu nous montrer le pourquoi de tous les phénomènes que l'œil nu avait déjà constatés dans le chancre, il nous en a du moins montré le comment. La saillie initiale, les caractères de l'ulcération, le suintement liquide de la surface ulcérée, l'induration et ses diverses variétés, le mode de réparation, le défaut de toute trace ultérieure de la lésion, tout se trouve expliqué. Le microscope a mieux fait ressortir les différences qui séparent le chancre mou du chancre syphilitique.

Pour les lésions secondaires, nous ne croyons pas pouvoir mieux faire, pour démontrer la réalité des services que le microscope a rendus à leur étude, que de reproduire les réflexions faites à ce sujet par Cornil :

« De ce qu'en pathologie cutanée, comme en histoire naturelle, c'est la forme qui constitue l'espèce, et non la structure fine des tissus, il ne faudrait pas conclure qu'on ne doive pas chercher à déterminer la forme des éruptions avec des instruments plus précis et meilleurs que notre œil, de même qu'on ne peut voir, sans microscope, des milliers d'espèces animales ou végétales. Il faut s'attacher à bien étudier la forme des syphilides à l'aide du microscope, et surtout par l'emploi de faibles grossissements. On arrive ainsi à déterminer exactement les changements de forme et de rapport des diverses couches de la peau, la limite précise des lésions en surface aussi bien qu'en profondeur; on voit les modifications pathologiques de chacune des parties constituantes : couches épidermiques, glandes, papilles, derme, etc., le siége des productions anormales; on donne, en un mot, une description précise depuis le début, jusqu'à la période d'état ou de réparation de chacune des lésions cutanées élémentaires. Cette anatomie descriptive est non-seulement plus exacte, mais aussi plus simple, plus satisfaisante pour l'esprit que si l'on s'en tient uniquement à la surface des choses. Comme, en pareil cas, l'anatomie pathologique et l'étude symptômatique se confondent, on a tout avantage à l'étudier avec les meilleures méthodes dont nous puissions disposer aujourd'hui. L'étude histologique des modifications des éléments, considérés en eux-mêmes et isolément dans les éruptions cutanées, n'est pas moins utile à un autre point de vue. Tandis que l'examen, à un faible grossissement, montre les différences qui séparent une espèce donnée d'une espèce voisine, par exemple une papule d'une pustule, et les fait mieux connaître que l'œil nu dans tous leurs détails, l'analyse histologique des modifications de nutrition ou de migration des cellules montre la *ressemblance*, la *généralité* des faits pathologiques dans les espèces nosologiques distinctes. Par exemple, la formation des cavités péri-nucléaires dans les cellules, la division des noyaux, la formation de cellules rondes ou globules de pus, est la même dans l'épithélium de revêtement, qu'il s'agisse d'une papule, d'une pustule cutanée, d'une plaque muqueuse ou d'une tumeur *quelconque* voisine de la surface de la peau. De même, la formation de petits abcès ou îlots de globules de pus dans les couches superficielles de l'épiderme sera la même dans ce que le phénomène a de plus général, qu'il s'agisse d'un chancre, d'une plaque muqueuse, d'une pustule syphilitique ou d'une pustule de la variole : c'est l'évolution, le degré plus ou moins intense de l'inflammation, la répartition topographique des lésions qui définissent les espèces. De plus forts grossissements nous indiquent que le mode suivant lequel les cellules sont influencées par les maladies les plus dissemblables est très-borné et très-peu variable. »

Quant aux lésions tertiaires, on peut dire ce que Broca disait à propos de l'histologie des tumeurs en général : « Le microscope, qui nous a rendu de si grands services dans cette étude, a presque cessé de nous être nécessaire : il nous a enseigné à nous servir de l'œil nu. » On ne peut, en effet, mettre en doute que les investigations qui avaient pour but spécial de découvrir la composition histologique des gommes syphilitiques, n'aient fait rechercher ces productions dans tous les organes, dans tous les tissus, dans tous les coins et recoins de l'organisme, en un mot dans bien des points où l'œil nu ne les avait pas encore signalées. Et puis, comme dans la plupart des descriptions histologiques des néoplasies syphilitiques, l'exposé des caractères microscopiques de ces tumeurs précède celui consacré à la structure histologique proprement dite, il en est résulté que les diverses localisations nous sont aujourd'hui connues, et qu'à l'aide des notions dont le microscope a été le point de départ, nous savons reconnaître, même à l'œil nu, les gommes ou d'autres dégénérescences syphilitiques partout où nous les rencontrons.

Poursuivons donc les recherches histologiques dans l'étude de la syphilis, mais sans oublier que l'histologie pathologique ne doit être ni un point de départ ni un but exclusifs : c'est un des moyens qui doivent nous servir à dissiper les ténèbres qui enveloppent encore la nature de la syphilis. Ce moyen ne doit passer ni avant ni après les autres : il doit marcher de front avec eux.

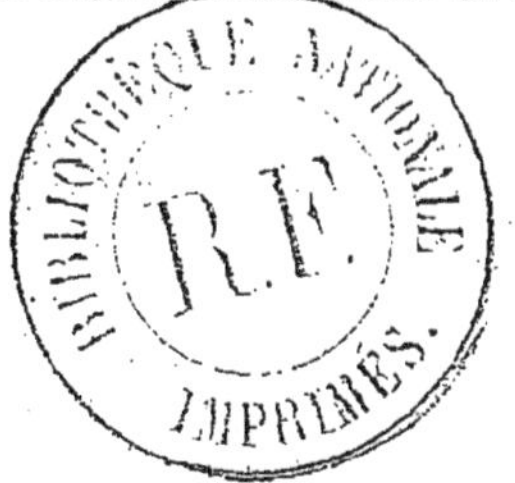

CONCLUSIONS.

1° L'histologie pathologique de la syphilis est de date récente, et le nombre des travaux qu'elle a suscités n'est pas encore bien considérable;

2° Les recherches microscopiques consacrées à l'étude de la syphilis ont démontré que le processus anatomique est semblable dans les diverses périodes et dans les diverses parties du corps, et qu'il ne diffère en rien du processus anatomique de la simple inflammation;

3° L'application des données histologiques à la nosographie et à la thérapeutique de la syphilis, a entraîné des conséquences fâcheuses;

4° Le microscope n'est parvenu, dans l'étude de la syphilis, à résoudre aucun des grands problêmes laissés aussi jusqu'alors sans solution par l'observation clinique et l'expérimentation;

5° Les services rendus par le microscope à l'étude de la syphilis sont pourtant réels et doivent nous exciter à poursuivre les recherches microscopiques.

Lille Imp. L. Danel.

www.ingramcontent.com/pod-product-compliance
Ingram Content Group UK Ltd.
Pitfield, Milton Keynes, MK11 3LW, UK
UKHW022135260726
13993UKWH00003B/1458